AF404332

DE LA

PÉTRÉOLINE

OU

PARAFFINE MOLLE NATURELLE

DITE VASELINE

PAR

LANCELOT FRÈRES ET CIE

PHARMACIEN-CHIMISTE

DOCTEUR EN MÉDECINE DE LA FACULTÉ DE PARIS

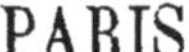

PARIS

IMPRIMERIE GOUPY ET JOURDAN

71, RUE DE RENNES, 71

—

1881

DE LA

PÉTRÉOLINE

OU

PARAFFINE MOLLE NATURELLE

DITE VASELINE

PAR

LANCELOT Frères et Cie

PHARMACIEN-CHIMISTE

DOCTEUR EN MÉDECINE DE LA FACULTÉ DE PARIS

BIBLIOTHÈQUE NATIONALE
R.F.
IMPRIMÉS.

PARIS

IMPRIMERIE GOUPY ET JOURDAN

71, RUE DE RENNES, 71

—

1881

DE LA PÉTRÉOLINE

ET DE SES APPLICATIONS

On trouve dans le commerce, sous le nom de Pétréoline, une paraffine molle d'une grande pureté. Sa consistance est un peu supérieure à celle de la Vaseline; ainsi l'emploie-t-on maintenant de préférence à celle-ci dans les préparations de pharmacie et dans l'enfleurage.

Blanche, blonde ou rouge, la Pétréoline a l'aspect d'une pâte mucilagineuse homogène, un peu longue, très onctueuse, cédant aisément sous les doigts sans laisser jamais suinter la plus petite goutte d'huile, absolument neutre, inodore et insapide.

Ces caractères suffisent à la distinguer des Vaselines allemandes et autrichiennes.

Celles-ci ne sont à proprement parler que des mélanges grossiers de Paraffine et d'huiles lourdes, ayant tendance à se séparer, souvent acides avec une odeur et surtout un goût de pétrole très prononcés.

Fusible à 35°, la Pétréoline bout vers 300° et distille sans résidu, mais en produisant des liquides de décomposition qui exhalent l'odeur du pétrole; à 50°, sa densité est de 0,840 environ.

L'action prolongée des rayons solaires développe dans la Pétréoline une légère odeur de pétrole ; aussi doit-on la conserver à l'abri de la lumière.

Insoluble dans l'eau et dans l'alcool froid, peu soluble dans ce liquide bouillant, la Pétréoline se dissout en toute proportion dans les corps gras, les essences, le sulfure de carbone et le chloroforme. L'éther la dissout également, mais beaucoup mieux à chaud qu'à froid.

Fondue avec une huile fixe dans les proportions de 60 °/₀₀ la Pétréoline solidifie celle-ci en se refroidissant. Il en est de même avec la glycérine dont elle se sépare par l'addition d'un peu d'eau.

La Pétréoline dissout le brome et l'iode dans des proportions considérables, même à froid. Une solution d'iode dans cette substance est d'abord d'une teinte violette ; mais elle ne tarde pas à venir d'un vert foncé qui s'appelle la coloration de l'iodure de fer.

A la température du bain-marie la pétréoline dissout 2 0/00 de phosphore.

A 15° elle dissout 6 0/00 de soufre qui cristallise par refroidissement.

A la température ordinaire elle dissout bon nombre d'alcaloïdes, en particulier la cantharidine, l'atropine, la nicotine et la conicine.

L'air humide, les sels et les oxydes métalliques sont sans action sur la pétréoline.

Elle ne peut ni rancir ni être saponifiée ; aussi remplace-t-elle avantageusement tous les corps gras dans le pansement des plaies, les préparations de pharmacie et l'enfleurage.

Si l'on fait passer un courant de chlore sec dans la pétréoline de 35°, celle-ci se colore légèrement et devient acide. L'odeur du gaz est fort peu sensible. Si dans les mêmes conditions on agite la pétréoline avec de l'eau chlorée, il se produit une sorte d'émulsion qui, elle aussi, rougit le tournesol et n'a presque pas d'odeur.

Il nous a semblé que le chlore, l'iode et le brome se substituaient à certains éléments de la pétréoline et donnaient lieu à de nouveaux produits.

A froid les acides minéraux n'attaquent pas sensiblement la pétréoline. L'acide sulfurique du commerce la colore en rouge vineux. A chaud ces mêmes acides la détruisent en produisant de l'eau, de l'acide carbonique et les composés moins oxygènes de leur propre décomposition. Les acides benzoïques, phéniques et salicilyques s'y mélangent bien ; ils s'y dissolvent en assez grande proportion.

L'acide sulfurique se combine à la pétréoline. Pour s'en convaincre, il suffit de mêler 3 grammes de cet acide à 60° avec 30 grammes de pétréoline, de verser ce mélange dans un demi-litre d'eau et de porter le tout à l'ébullition.

A mesure que la température s'élève, la pétréoline acidifiée se décolore : du rouge vineux elle passe au blanc et une légère odeur d'acide sulfureux se dégage. Mais bientôt la fluidité de la masse disparaît ; celle-ci prend de la consistance, fixe une très grande quantité d'eau et flotte dans le surplus de ce liquide bouillant comme le ferait du cérat blanc agité dans un vase rempli d'eau froide.

Reçue sur un filtre et convenablement lavée, même avec de l'eau alcaline, cette combinaison présente des caractères qui lui sont propres. Elle conserve une réaction acide ; une chaleur de 120° est à peine suffisante pour la fondre et séparer l'acide en combinaison ; le sulfure de carbone ne la dissout pas complètement.

La pétréoline n'est pas une substance chimique définie. C'est un mélange naturel d'hydrocarbures liquides et solides. Pour le démontrer, il suffit de dissoudre une partie de pétréoline dans trois parties d'éther et de soumettre cette solution à une température de 10°. Sous l'influence du froid les hydrocarbures solides se précipitent ; seuls, les hydrocarbures liquides restent en dissolution.

Après filtration et évaporation au bain-marie, ces hydrocarbures, à la température ordinaire, présentent les caractères suivants : Les uns ont l'aspect d'une cire blanche ; les autres celui d'une huile extrêmement fluide, inodore et insapide. Cent grammmes de pétréoline sont représentés par 26 grammes des premiers et 75 des seconds.

On prépare la pétréoline de la manière suivante :

Lorsque les produits légers du pétrole brut ont été distillés et que le goudron obtenu a été convenablement désinfecté, on prend une partie de ce dernier qu'on mélange à six parties de charbon animal en poudre. Après 24 heures de contact dans une étuve à 50° le tout est disposé dans un appareil à déplacement et lavé à l'éther bouillant. Celui-ci dissout la pétréoline et tombe avec elle dans le récipient ; on le reprend par distillation. Le produit cherché demeure au fond de l'appareil distillatoire ; il suffit de le chauffer au bain-marie et à l'air libre pour le débarrasser des dernières traces d'éther.

La pétréoline a reçu de très nombreuses applications.

En parfumerie, cette nouvelle substance est employée de préférence aux corps gras, dans le traitement des fleurs. Elle permet d'obtenir des pommades mères d'une suavité et d'une conservation parfaites, destinées à la préparation des pommades fines et à celle des extraits de premier choix.

On procède, du reste, avec elle comme avec les huiles et les graisses, tantôt par macération au bain-marie à 40° au plus, tantôt par absorption à froid, sur des chassis en verre, c'est-à-dire par enfleurage. Mais quel que soit ce procédé, cette substitution de la pétréoline aux corps gras présente de grands avantages.

La pétréoline, en effet, ne jouit pas seulement d'une plus grande affinité que les huiles et les graisses pour les parfums, mais encore elle est absolument inodore ; il en résulte que des fleurs mises en contact avec elle, dans le but d'obtenir une pommade, contribuent toutes à la bonne qualité de ce produit, tandis qu'avec les corps gras, une notable partie de ces mêmes fleurs ne sert qu'à masquer l'odeur propre à ces excipients.

De plus, la pétréoline est incapable de rancir. Cette propriété permet d'utiliser les fleurs mouillées ou humides, sans qu'il y ait danger pour la conservation des pommades. Un pareil résultat ne saurait être obtenu avec les huiles et les graisses, toujours si disposées à s'oxyder sous la double influence de la chaleur et de la vapeur d'eau.

Mais un avantage plus grand encore résulte de l'emploi de la pétréoline dans le traitement des fleurs.

Lorsqu'on veut obtenir des extraits avec des pommades mères, on lave celles-ci à l'alcool jusqu'à ce que tout le parfum ait été repris par ce véhicule. Or, si ces pommades sont à base de corps gras, ceux-ci se dissolvent en partie dans l'alcool, et, pour les en séparer, il ne faut rien moins que soumettre ce liquide laveur à un froid de plusieurs degrés au-dessous de zéro. Un semblable inconvénient n'est pas à craindre avec les pommades mères à base de pétréoline, attendu que celle-ci est insoluble dans l'alcool froid.

Enfin les parfumeurs préparent aujourd'hui, avec la pétréoline, des infusions de vanille, de musc, de civette, de fève tonka, d'iris, d'ambrette et de benjoin, dont ils tirent un excellent parti. Ces infusions ne sont pas seulement plus chargées que celles faites avec les excipients ordinaires ; leur parfum n'est pas seulement plus fort et plus fin, mais encore elles offrent l'avantage d'être employées 48 heures après leur préparation, avec autant de succès que le pourraient être, au bout de deux mois, celles obtenues avec les corps gras.

En thérapeutique, la pétréoline est classée parmi les émollients gras. Elle en offre, en effet, tous les avantages et ne présente aucun de leurs inconvénients.

Extrêmement onctueuse, elle a la propriété de lubrifier et d'assouplir les tissus organiques mieux que les huiles, la graisse et la glycérine. Cette propriété dominante la rend très utile dans un grand nombre de maladies cutanées, notamment dans les formes sèches et squameuses.

En pénétrant facilement les pores de la peau, elle assouplit cet organe et le prépare à l'épilation quand celle-ci est nécessaire. Elle convient admirablement aux personnes ayant la peau rugueuse, farineuse, fendillée, crevassée comme cela s'observe d'ordinaire chez les strumeux et les dartreux.

On obtient d'excellents résultats de la pétréoline dans les affections superficielles de la peau, notamment dans le lichen et le prurigo. Elle est surtout employée avec succès dans les affections prurigineuses si rebelles et si refractaires qui ont pour siège les parties génitales et la marge de l'anus.

Dans certaines maladies de la peau telles que le psoriasis, le pityriasis et l'eczema, il a été reconnu que la pétréoline rendait de grands services. Sans doute ici son action est purement locale ; elle ne s'étend pas jusqu'au principe diathésique qui réclame une médication plus radicale ; mais il ne faut pas, à cet égard, exiger plus de la pétréoline que des autres topiques.

Cette propriété linifiante que possède la pétréoline à un si haut degré, la fait employer dans un grand nombre de phlegmasies qui siègent à la surface du derme. Ainsi les applications de pétréoline dans la variole, les érysipèles, les vésicatoires douloureux et les brûlures étendues sont utiles en mettant les surfaces flogosées à l'abri du contact de l'air en calmant la douleur ou en amortissant le feu de l'inflammation. Mais c'est tout particulièrement dans les gerçures du sein et contre les pellicules du cuir chevelu que l'expérimentation a démontré la supériorité de la pétréoline sur tous les autres topiques.

En raison de cette action si manifestement utile qu'exerce la pétréoline sur les plaies en général, bon nombre de chirurgiens ont eu l'idée de l'employer dans leurs pansements avec ou sans addition d'acide phénique. Les résultats obtenus ont été satisfaisants et, des observations publiées à ce sujet, il résulte que la pétréoline diminue la suppuration des plaies en même temps qu'elle en active la cicatrisation. Mais, outre les avantages que cette nouvelle substance offre à la thérapeutique, il nous reste à signaler les services qu'elle rend en pharmacie.

Tous les médicaments préparés avec les corps gras peuvent être avantageusement préparés avec la pétréoline à l'exception cependant de ceux où l'élément gras intervient comme agent chimique.

Les huiles médicinales peuvent être remplacées par les *pétréolines médicinales*. On les obtient par digestion et par coction.

La digestion à froid ou à une température ne dépassant pas 40° s'applique aux substances solubles et aromatiques ; elle leur suffit très amplement.

La coction est réservée pour les plantes vertes. Sans crainte d'altération pour ce produit elle peut être *prolongée* et portée, s'il est besoin, au-dessus de 100°

On obtient avec la pétréoline et les solanées vertes d'excellentes préparations dans lesquelles il est facile, à l'aide du réactif de Mayer, de constater la présence des alcaloïdes.

Les pétréolines médicinales sont d'une conservation parfaite. Elle ne rancissent jamais, ne se décolorent point, n'exigent point d'être mises à l'abri de l'air et de la lumière et sont d'un emploi plus commode que les huiles médicinales.

Les cérats sont des médicaments demi-solides, composés de cire et d'huiles contenant souvent divers produits pharmaceutiques.

Or, la pétréoline est constituée par une partie de matière cireuse et trois parties d'hydrocarbures liquides. Ce sont précisément les proportions d'huile et de cire contenues dans le cérat simple du Codex. Il est donc permis de considérer la pétréoline comme un cérat naturel. Aussi l'emploie-t-on dans le pansement des plaies seul ou comme excipient.

Il a sur le cérat du Codex l'avantage de ne point rancir, de ne point irriter les plaies, de se pouvoir conserver indéfiniment et de ne point modifier la constitution des principes actifs qui lui sont confiés.

Il n'est pas un cérat simple, composé ou médicamenteux où l'on ne puisse avantageusement substituer la pétréoline aux corps gras. Le mode opératoire est le même qu'avec ceux-ci. — Toutefois, lorsqu'il s'agit d'introduire un liquide dans la pétréoline, on y parvient mieux et plus vite en les portant ensemble à une température de 50° environ avant de les triturer dans le mortier.

Les pommades sont des préparations que l'on obtient en mélangeant des substances médicamenteuses avec des corps gras. Toutes peuvent avoir la pétréoline pour excipient excepté celles qui constituent de véritables combinaisons chimiques.

La règle à suivre pour l'addition des médicaments à la pétréoline est la même que pour les cérats. On dissout dans un liquide approprié ceux qui sont solubles et on porphyrise les autres. On les mélange ensuite à l'excipient dans un mortier ou sur un porphyre. La trituration doit être très prolongée pour que l'union soit intime, elle peut être obtenue à froid ; cependant on abrège la durée de l'opération en ramollissant la pétréoline à une douce chaleur, mieux encore en la faisant fondre.

Toutes les pommades à la pétréoline se conservent sans la moindre altération, il n'en est point de même de celles ayant l'axonge pour excipient. Celles-ci s'altèrent plus ou moins rapidement; toutes finissent par perdre leurs propriétés et même par en acquérir de fâcheuses.

Tant au point de vue médicinal qu'au point de vue pharmaceutique on peut donc dire que les corps gras sont des excipients toujours détestables; aussi Cap proposa-t-il en 1854 de substituer les glycérines aux corps gras. Mais outre que celle-ci et les glycérolés causent une cuisson prononcée quand on les applique sur une surface dénudée, outre qu'ils irritent les muqueuses, les glycérolés perdent leur consistance et ne tardent pas à se décomposer.

Aussi proposons-nous aujourd'hui de remplacer par la pétréoline ou paraffine molle naturelle extraite du pétrole tous les excipients gras des préparations pharmaceutiques.

Un excipient vaut d'autant plus qu'il possède moins de propriétés. Ce doit être une sorte de substance inerte, jouissant d'un pouvoir dissolvant aussi étendu que possible, toujours neutre, inaltérable, indifférente aux agents chimiques des plus divers, aidant à l'absorption des médicaments. Plus que toute autre substance la pétréoline nous a semblé se rapprocher de cet idéal. C'est ce qui, à nos yeux, légitime notre proposition.

Les onguents diffèrent des pommades en ce qu'ils contiennent une forte proportion de résine. C'est donc à tort qu'on donne ce nom aux pommades mercurielles, populéum, rosat.

Quoi qu'il en soit, tous les corps gras qui entrent dans la composition d'un onguent peuvent être avantageusement remplacés par la pétréoline. Elle aide à la conservation de ces médicaments en les empêchant de durcir même au contact de l'air.

La préparation des onguents avec la pétréoline est absolument la même qu'avec les corps gras.

Les emplâtres sont des médicaments solides de compositions très diverses caractérisées par une consistance telle qu'à la chaleur du corps ils se ramollissent sans couler.

On en distingue deux espèces, les emplâtres résineux et les emplâtres proprement dits, ceux qui ont pour base une combinaison d'oxyde de plomb avec les acides gras.

Seuls les emplâtres résineux comportent l'emploi de la pétréoline en.remplacement des corps gras.

Avec cette substance les emplâtres résineux se conservent indéfiniment sans durcir. Leur préparation n'offre rien de particulier.

La substitution de la pétréoline aux corps gras importe surtout dans la préparations des emplâtres destinés aux sparadraps et aux papiers. Ainsi les sparadraps vésicants et les papiers épispastiques faits avec des emplâtres à la pétréoline se conservent mieux que ceux faits avec les emplâtres ordinaires; ils ne rancissent jamais, ne se fendillent pas et ne se couvrent point de moisissures.

Les suppositoires sont des médicaments solides. de forme conique que l'on fait pénétrer dans l'intestin.

Le suif et le beurre de cacao sont les excipients gras ordinaires de ces préparations. Elles ont l'inconvénient de rancir et d'occasionner une cuisson pénible. De plus, il est souvent très difficile de faire que la matière médicamenteuse soit également divisée dans la masse du corps gras.

Avec une partie de pétréoline, trois de paraffine et une de cire, on constitue une masse facile à pétrir dans les doigts devenant en quelques heures aussi ferme que ce suif et ce beurre de cacao.

Avec cette masse préparée d'avance, on peut en fort peu de temps obtenir tous les suppositoires médicamenteux du codex.

S'agit-il d'un suppositoire à l'aloès ou à l'extrait de ratanhia, on pèse 5 grammes de la masse susdite, on les ramollit dans les doigts, on y incorpore la substance médicamenteuse pulvérisée et on porte en lieu frais après avoir donné la forme.

Ces médicaments sont d'une homogénéité parfaite; sans inconvénient ils peuvent être préparés d'avance. La consistance en est suffisante sans que leur point de fusion dépasse 32°; ils ne font éprouver aucune cuisson douloureuse.

MÉDICAMENTS

PRÉPARÉS

A LA PÉTRÉOLINE

PÉTRÉOLINES MÉDICINALES

(HUILES MÉDICINALES)

Pétréoline camphrée.

Camphre râpé. . . . . 100 grammes.
Pétréoline jaune 900   —

Divisez le camphre dans la pétréoline; portez le tout à la température du bain-marie dans un vase couvert et quand la {dissolution sera opérée, filtrez.

Quand on emploie la pétréoline blanche additionnée de 6 0/0 de cire blanche, on obtient le *Camphorice* des Américains, c'est-à-dire une sorte d'onguent camphré d'un emploi fort commode. On peut, comme l'onguent rosat, le couler en tablettes ou en pains de forme rectangulaire. Sa conservation est parfaite.

Pétréoline à la Camomille.}

Fleurs de camomille. '. . . . 100 grammes.
Pétréoline jaune 1,000   —

Faites digérer pendant quelques heures à 35 degrés, agitez de temps en temps, mettez à la presse et filtrez.

Préparez de même la pétréoline à la rue, aux sommités d'absinthe, aux fleurs de roses et de millepertuis.

Traitez de même la vanille, le musc, la fève tonka, le baume de Tolu, le benjoin, les bourgeons de peuplier, les feuilles de géranium rosat.

Avec les fleurs d'oranger, il faut avoir recours à la macération à froid. Une partie de pétréoline mise successivement en contact avec cinq parties de fleurs donne un excellent produit.

En général, avec les fleurs fraîches, jasmin, tubéreuse, violette, rose, il faut se contenter de la macération à froid dite enfleurage.

Pétréoline à la Camomille camphrée.

Camphre râpé. . . . . 100 grammes.
Pétréoline à la camomille camphrée. 900   —

Dissolvez au bain-marie à 40 degrés.

Ces pétréolines se conservent sans rancir; employées en frictions, elles ne déterminent pas la moindre éruption.

Pétréoline à la Ciguë.

Feuilles fraîches de ciguë . . 1,000 grammes.
Pétréoline rouge 2,000   —

Pilez les feuilles de ciguë, mélangez-les à la pétréoline et faites bouillir jusqu'à ce que toute l'eau de végétation ait disparu ; retirez du feu, mettez à la presse et filtrez.

Il faut, autant que possible, ne pas dépasser dans cette préparation la température de 100 degrés.

Cette préparation a l'odeur de la conicine très prononcée; elle est très active.

On prépare de même les pétréolines à la belladone, à la jusquiame, aux feuilles de tabac, de pavot et de stramoine.

Ces pétréolines ont, d'une façon remarquable, l'odeur vireuse des plantes. Sous ce rapport, elles ne ressemblent en rien aux huiles médicinales de même nom. Elles ont une action sédative manifeste.

Leur préparation n'offre aucun danger d'incendie.

Le froid n'a pas d'action sur elles, tandis qu'il précipite la margarine de l'huile d'olives et une partie de la matière colorante qu'une élévation de température ne redissout plus.

Mieux que les corps gras, la pétréoline dissout la conicine, l'atropine et la nicotine.

Pétréoline aux Cantharides.

Cantharides en poudre n° 2 . 100 grammes.
Pétréoline rouge 1,000   —

Faites digérer au bain-marie en deux fois pendant quarante-huit heures, passez avec expression et filtrez.

Cette préparation est plus active que celle faite avec l'huile d'olives; sa conservation est parfaite.

Pétréoline phosphorée.

Phosphore. . . . .   2 grammes.
Pétréoline jaune.   100   —

Faites fondre la pétréoline, remplissez-en un flacon contenant le phosphore et portez le tout au bain-marie en ayant soin d'agiter de temps en temps après avoir convenablement bouché.

Laissez refroidir très lentement, élevez de nouveau la température à 35 degrés environ, décantez et coulez dans des vases bien bouchés.

Pétréoline à la Jusquiame composée

(BAUME TRANQUILLE).

Plantes fraîches : *ad* . . . .   200 grammes.
 —   sèches   —   50   —
Sommités sèches   —   50   —
Pétréoline rouge   5,000   —

Pilez ces plantes fraîches, mettez-les avec la pétréoline dans une bassine et faites bouillir jusqu'à ce que toute l'eau de végétation soit dissipée.

Quand la pétréoline aura une belle couleur verte et que sa température ne dépassera pas 100 degrés, versez-la sur les autres plantes incisées.

Après vingt-quatre heures de digestion à 40 degrés, portez à la presse et filtrez.

Préparé de la sorte, le baume tranquille est un médicament dont l'action n'est pas douteuse. Il se conserve indéfiniment.

Les pétréolines médicinales sont employées en liniments, seules, mélangées ou additionnées en quelque agent thérapeutique liquide ou susceptible d'être préalablement dissous.

Dans le premier cas, pour obtenir un médicament convenable, il suffit de faire fondre les pétréolines ensemble au bain-marie et de les couler dans un flacon à large ouverture.

Dans le second, il faut les additionner de 5 0/0 de cire.

C'est ainsi qu'on obtient avec le chloroforme, l'éther, les essences, les alcools, des liniments d'une consistance convenable.

PÉTREOLINES-CÉRATS

Pétréoline-Cérat simple.

La pétréoline blanche est le cérat blanc du codex. Elle contient dans les mêmes proportions que lui la cire et l'huile; seulement celles-ci sont naturelles et de propriétés chimiques différentes.

La pétréoline jaune est le cérat jaune du codex.

Ces cérats naturels se conservent indéfiniment sans rancir. Ils n'ont pas, comme les cérats à l'huile d'amande, l'inconvénient de laisser sur les bords des plaies un magma rance qu'on ne peut enlever sans risquer de détruire la cicatrice commençante.

Si on veut préparer une pétréoline cérat-blanche ou jaune dite de Galien, il faut additionner la pétréoline de 20 0/0 de cire, les porter avec de l'eau de roses à une température de 60 degrés environ et opérer dans un mortier préalablement chauffé comme pour les cérats de Galien, à l'huile d'amandes douces.

Pétréoline-Cérat belladonée.

Extrait de belladone	10 grammes.
Eau distillée	10 —
Pétréoline rouge	80 —

Disposez le tout dans une capsule et portez à la température de 50 degrés environ, versez dans un mortier et triturez vivement.]

Ainsi préparé, ce cérat ne se sépare jamais.

On opère de même pour tous les extraits, excepté pour l'extrait de satanhia et l'extrait de ciguë.

L'extrait de satanhia sec doit être mis en poudre impalpable et mélangé directement à la pétréoline.

L'extrait de ciguë doit être dissous dans l'alcool à 60 degrés et non pas dans l'eau, sans quoi on aurait une pommade mal liée.

Pétréoline-Cérat opiacée.

Extrait d'opium	1 gramme.
Eau distillée	3 —
Pétréoline rouge	96 —

Mettez le tout dans un mortier à une température de 50 degrés environ et triturez vivement.

Pétréoline-Cérat laudanisée.

Laudanum. . . . . 10 grammes.
Pétréoline rouge. 90   —

Faites comme ci-dessus ; chauffez dans un mortier à une douce chaleur ; éloignez du feu et triturez vivement.

Pétréoline-Cérat mercurielle.

Pétréoline mercurielle . . . . . 100 grammes.
—   rouge 100   —

Mêlez dans un mortier.

Pétréoline-Cérat saturnée.

Sous-acétate de plomb . . . . . 10 grammes.
Pétréoline blanche. 90   —

Mettez dans un mortier à la température de 50 degrés environ. Retirez du bain-marie et triturez jusqu'à complet refroidissement.

Cette préparation, que le codex prescrit de ne préparer qu'au moment du besoin, se conserve sans rancir.

Pétréoline-cérat soufrée.

Soufre sublimé lavé . . . . . . 20 grammes.
Pétréoline jaune 110   —

Faites fondre la pétréoline à une douce chaleur, versez-la sur le soufre par petites parties et triturez jusqu'à complet refroidissement.

Pétréoline-Cérat à la Rose pour les lèvres.

Pétréoline rouge . . . . 100 grammes.
Cire blanche 50   —
Carmin 0,5
Huile volatile de roses. 0,5   —

Faites liquéfier la pétréoline avec la cire à une douce chaleur. Lorsqu'elle est à peu près refroidie, ajoutez-y le carmin délayé à part dans un peu de pétréoline et enfin l'essence de roses. Coulez dans des moules ou dans des boites.

Cette préparation est une de celles qui témoignent le plus en faveur de l'emploi de la pétréoline.

Elle ne rancit ni ne se décolle. Sa conservation est parfaite.

Pétréoline-Cold-Cream.

Pétréoline blanche	215 grammes.
Blanc de baleine	60 —
Cire blanche	30 —
Eau de roses.	60 —
Teinture de benjoin	15 —
Essence de roses.	0,30

Mêlez l'eau de roses et la teinture, passez-les sur une toile dans un mortier tenu au bain-marie; d'autre part, faites liquéfier la pétréoline, la cire et le blanc de baleine.

Versez le tout dans le mortier avec le liquide aromatique et agitez jusqu'à complet refroidissement. Alors seulement ajoutez l'huile volatile de roses.

Le cold-cream du codex rancit avec une telle rapidité qu'il n'est presque pas possible de le préparer d'avance.

Celui fait avec la pétréoline se conserve très bien.

PÉTRÉOLINES - POMMADES

Pétréoline camphrée (POMMADE).

Camphre divisé.	30 grammes
Cire blanche	10 —
Pétréoline blanche.	90 —

Faites liquéfier à une douce chaleur la cire et la pétréoline; ajoutez-y le camphre; remuez jusqu'à ce que celui-ci soit dissous et que la pommade soit en partie refroidie.

En employant 60 grammes de cire, 40 grammes de pétréoline et 20 grammes de camphre, on obtient le camphorice des Américains.

Pétréoline chloroformée.

Chloroforme	20	grammes.
Cire blanche	10	—
Pétréoline blanche	90	—

Faites fondre la cire et la pétréoline au bain-marie dans un flacon à large ouverture. Laissez un peu refroidir ; ajoutez le chloroforme ; bouchez et agitez vivement le flacon.

On peut substituer la pétréoline jaune ou rouge à la blanche sans le moindre inconvénient.

Pétréoline épispastique jaune.

Cantharides concassées	60	grammes.
Pétréoline jaune	840	—
Cire jaune	120	—
Curcuma pulvérisé	4	—
Essence de citron	4	—

On met les cantharides et la pétréoline dans un vase au bain-marie et l'on fait digérer vingt-quatre heures en remuant de en temps.

On passe avec forte expression à travers une toile. On remet la pétréoline au bain-marie avec le curcuma et la cire. Après une heure de digestion, on filtre au papier à la température de 60 degrés environ. On agite jusqu'à refroidissement presque complet ; on ajoute l'essence et on laisse refroidir.

Cette préparation se conserve fort bien. Elle ne rancit pas. Celle du codex rancit avec une si grande rapidité qu'il n'est pas possible d'en préparer une certaine quantité à l'avance.

Elle ne contribue pas peu à enflammer les vésicatoires.

Pétréoline épispastique verte.

Cantharides en poudre fine . .	10	grammes.
Pétréoline populéum	280	—
Cire blanche	40	—

Liquéfiez la cire et la pétréoline populéum à une douce chaleur ; ajoutez-y les cantharides et faites digérer pendant quelques heures ; puis agitez jusqu'à ce que la pétréoline soit presque froide et coulez dans un pot.

Cette préparation, essentiellement officinale, rancit très vite quand elle est faite avec la pommade de peuplier ordinaire ; avec la pétréoline populéum sa conservation est parfaite.

Pétréoline épispastique au garou.

Extrait éthéré de garou. . . .	40 grammes.
Pétréoline jaune	900 —
Cire blanche	100 —
Alcool rectifié.	90 —

Faites dissoudre l'extrait dans l'alcool; ajoutez la pétréoline et la cire et chauffez doucement jusqu'à complète évaporation de l'alcool; passez à travers une toile, agitez jusqu'à refroidissement convenable et coulez dans un pot.

L'extrait éthéré de garou se dissout très bien dans la pétréoline; on peut supprimer l'alcool.

Une fois l'extrait dissous dans l'excipient, on agit comme ci-dessus.

On peut, au lieu de l'extrait éthéré de garou, employer l'écorce verte du garou préalablement contusée avec un peu d'alcool. Le principe actif du garou se dissout très bien dans la pétréoline. Cette préparation se conserve indéfiniment; celle du codex rancit très vite.

Pétréoline-Goudron.

Goudron	10 grammes.
Pétréoline rouge.	30 —
Alcool à 90 degrés.	5 —

Mettez le pétréoline fondue, le goudron et l'alcool dans un mortier légèrement chauffé et triturez vivement jusqu'à complet refroidissement. On obtient une magnifique pommade.

Seul, le goudron donne une préparation grumeleuse et beaucoup moins colorée.

Pétréoline-Laurier

(ONGUENT LAURIER).

Feuilles fraîches de laurier.	500 grammes.
Baies de laurier	500 —
Pétréoline rouge.	1,000 —

Contusez les feuilles et les baies et faites-les chauffer avec la pétréoline jusqu'à ce que toute l'eau de végétation ait disparu. Passez avec expression et laissez refroidir lentement. Séparez le dépôt, liquéfiez de nouveau et coulez dans un pot.

Cette préparation est toujours un peu liquide; il serait peut-être bon de lui donner un peu de consistance en y ajoutant 5 0/0 de cire jaune.

Pétréoline-Nervale.

Pétréoline rouge	450	grammes.
Cire jaune.	50	—
Huile de muscade	450	—
Huile volatile de romarin	30	—
— de girofle	15	—
Camphre.	15	—
Baume de tolu	30	—

Faites digérer à une douce chaleur le baume de tolu dans la pétréoline. Décantez celle-ci sur la cire, le camphre et l'huile de muscade; portez le tout à une très douce chaleur; passez à travers un linge dans un mortier de marbre chauffé. Triturez jusqu'à ce que la masse ait pris par refroidissement la consistance d'une huile épaisse; ajoutez les essences, triturez jusqu'à refroidissement presque complet et coulez dans un pot.

Nous remplaçons la moelle de bœuf et l'huile d'amandes douces du codex par la pétréoline rouge additionnée de 8 0/0 de cire jaune.

Nous avons ainsi une pommade suffisamment ferme et d'une conservation indéfinie. Elle est aussi plus aromatique que celle du codex.

Pétréoline populéum.

Bourgeons de peuplier.	800	grammes.
Feuilles fraîches de pavot	500	—
— de belladone.	500	—
— de jusquiame	500	—
— de morelle.	500	—
Pétréoline rouge	500	—

On pile les plantes dans un mortier de marbre; on les met dans une bassine avec la pétréoline et l'on fait bouillir jusqu'à complète évaporation de l'eau de végétation.

On ajoute ensuite les bourgeons de peuplier concassés et on les laisse digérer à une douce chaleur pendant 24 heures. On passe avec forte expression; on laisse refroidir; on porte de nouveau à une douce chaleur et on passe par décantation sur un linge serré.

Cette préparation est beaucoup plus aromatique que celle du

codex; elle ne lui ressemble ni pour la coloration ni pour la consistance. Celle-ci est plus foncée; elle est plus molle. Peut-être serait-il bon d'ajouter à cette préparation 5 0/0 de cire jaune.

Elle se conserve sans se décolorer ni rancir, ce que ne fait pas la pommade de peuplier du codex.

Pétréoline-Rosat.

Pétréoline rouge	1,000 grammes.
Orcanète concassée.	30 —
Cire blanche. . . . . ·	8 —
Huile volatile de roses	2 —

Faites digérer l'orcanète dans la pétréoline au bain-marie; passez à travers une toile; ajoutez la cire; faites-la fondre à une douce chaleur; laissez déposer; décantez ou filtrez; remuez jusqu'à refroidissement presque complet et coulez dans un pot.

Pétréoline au Plomb.

(CARBONATE).

Carbonate de plomb.	10 grammes.
Pétréoline blanche.	50 —

Mêlez très exactement sur un porphyre.

Cette préparation se conserve très bien; celle faite avec l'axonge même benjoinée rancit très vite.

Pétréoline à l'Iodure de Plomb.

Iodure de plomb.	10 grammes.
Pétréoline jaune. . . . . . . , .	90 —

Mêlez exactement sur un porphyre.

Préparez de même les pétréolines au calomel, à l'oxyde de zinc; seulement employez la pétréoline blanche.

Ces préparations, d'un emploi constant, se conservent très bien. On peut sans crainte les préparer d'avance.

Pétréoline à l'Iodure de Potassium.

Iodure de potassium	4 grammes.
Pétréoline blanche.	30 —
Glycérine.	Q. S.

Faites dissoudre l'iodure dans la glycérine et ajoutez la pétréoline par parties.

On obtient ainsi une pommade très homogène, se conservant des mois sans se colorer, tandis qu'avec l'axonge il n'est pas possible d'obtenir une pommade blanche.

Une certaine quantité d'iode est toujours mise en liberté. Il en résulte qu'elle devient irritante et que l'emploi ne peut en être prolongé longtemps sans douleur pour le malade.

Aucun de ces inconvénients n'a lieu avec la pétréoline à l'iodure de potassium.

Pétréoline à l'Iodure de potassium ioduré.

```
Iode . . . . . . . . . . . . . . . . .   1 gramme.
Iodure de potassium. . . . . . .   5    —
Pétréoline rouge . . . . . . . . .  40    —
Glycérine . . . . . . . . . . . . .  Q. S.
```

Faites dissoudre dans le moins de glycérine possible l'iode et l'iodure; ajoutez la pétréoline pour obtenir une pommade homogène.

Pétréoline au Proto-iodure de Mercure.

```
Protoiodure de mercure . . . . .   1 gramme.
Pétréoline jaune . . . . . . . . .  20    —
```

Mêlez très exactement sur un porphyre.

On prépare de même la pétréoline à l'iodure de soufre.

Ces préparations se conservent fort bien.

Pétréoline mercurielle double.

```
Mercure métallique. . . . . . .  500 grammes.
Pétréoline rouge . . . . . . . .  450    —
Cire blanche . . . . . . . . . .   50    —
```

Faites liquéfier ensemble la cire et la pétréoline; versez-en la moitié avec le mercure dans une marmite de fonte exposée à une très douce chaleur; agitez avec un bistortier jusqu'à ce que le mercure ait à peu près disparu; ajoutez le reste de la pétréoline fondue et triturez jusqu'à complète division du mercure.

Toutes les pommades mercurielles des pharmacies sont rances, ou parce qu'on emploie de l'axonge rance pour étendre plus vite le mercure, ou parce que la date de leur fabrication est déjà ancienne.

La rancidité de la pommade mercurielle est une chose très regrettable au point de vue thérapeutique. Dans bon nombre de cas, le médecin n'en peut pas continuer l'emploi ; elle irrite la peau et prédispose à la solidation.

La pétréoline mercurielle n'a point ces inconvénients, attendu qu'elle ne rancit jamais.

Pétréoline mercurielle faible.

Pétréoline mercurielle double. 100 grammes.
Pétréoline double. 300   —

Mêlez dans un mortier et préparez d'avance sans crainte de la voir rancir.

Pétréoline à l'oxyde rouge de Mercure.

Pétréoline rosat. . . . . 15 grammes.
Oxyde rouge de mercure. . . .   1   —

Porphyrisez l'oxyde rouge et mêlez très exactement à la pétréoline ramollie.

Cette préparation se conserve bien ; elle peut être faite à l'avance.

Pétréoline du Régent.

Pétréoline rouge. . . . . 18 grammes.
Oxyde rouge de mercure. . . .   1   —
Acétate de plomb cristallisé . .   1   —
Camphre 0,1

Porphyrisez avec soin le sel de plomb et l'oxyde ; ajoutez le camphre et la pétréoline en broyant très exactement sur le porphyre.

Il est bon de liquéfier la pétréoline à une très douce chaleur. On obtient une pommade très homogène et qui se conserve bien.

Pétréoline de Desault.

Oxyde rouge de mercure . . . . . 1 gramme.
Oxyde de zinc sublimé. 1   —
Acétate de plomb. 1   —
Alun calciné. 1   —
Sublimé corrosif 0,15
Pétréoline rosat 8   —

Porphyrisez avec le plus grand soin les oxydes et les sels ; ajoutez la pétréoline rosat fondue en broyant très exactement sur le porphyre.

On obtient une pommade très homogène et d'une conservation parfaite, ce qui ne peut avoir lieu avec les corps gras.

Pétréoline soufrée.

Soufre lavé.	15 grammes.
Pétréoline jaune.	40 —

Mettez le soufre dans un mortier, ajoutez-y par parties la pétréoline fondue et mêlez très exactement.

Cette pommade est une de celles qui, faites avec l'axonge, rancissent très vite. Faite avec la pétréoline, elle se conserve très bien.

La pétréoline à 150 degrés dissout 6 0/00 de soufre.

On pourrait, ce nous semble, diminuer dans cette préparation la quantité de soufre et faire qu'il soit dissous dans l'excipient. Il est probable qu'on obtiendrait un produit plus actif.

Pétréoline antipsorique d'Helmerich.

Soufre lavé.	10 grammes.
Carbonate potasse . . .	5 —
Eau distillée	5 —
Pétréoline jaune	10 —

Dissolvez à chaud ce sel dans l'eau, ajoutez-y le soufre et la pétréoline.

Reversez le tout dans un mortier légèrement chauffé et triturez jusqu'à complet refroidissement. On obtient une pommade homogène qui ne durcit point et dont l'action thérapeutique est aussi grande que celle de la pommade d'Helmérich ordinaire.

On peut sans crainte la préparer en grande quantité d'avance.

Pétréoline stibiée.

Emétique porphyrisé	10 grammes.
Pétréoline blanche.	30 —

Mettez ce sel porphyrisé dans un mortier ; faites fondre la pétréoline à une douce chaleur et versez-la peu à peu sur le sel en agitant jusqu'à complet refroidissement.

La pommade est homogène et de bonne conservation.

Les pommades suivantes ne sont pas au codex. Nous les donnons ici parce qu'elles sont d'un emploi journalier, qu'elles réussissent et se conservent très bien avec la pétréoline.

Pétréoline au Tannin.

Pétréoline jaune . . . . 30 grammes.
Tannin . . . . 4 —
Alcool à 60° . . . . 2 —

Mettez le tannin et l'alcool dans un mortier ; ajoutez par parties la pétréoline fondue et triturez jusqu'à complet refroidissement.

Cette pommade est d'une homogénéité et d'une conservation parfaites.

Pétréoline au Sulfate de quinine.

Sulfate de quinine. . . . . 2 grammes.
Eau de Rabel . . . . Q. S.
Pétreoline blanche . . . . 30 grammes.

Dissolvez le sulfate de quinine dans un mortier avec le moins d'acide possible ; faites fondre la pétréoline ; ajoutez-la par partie et triturez jusqu'à complet refroidissement.

Cette pommade a été employée chez des enfants dans des fièvres d'accès ; elle a pleinement réussi.

C'est un des bons arguments à invoquer contre l'assertion toute gratuite de certaines gens qui ont prétendu que la pétréoline pouvait s'opposer à l'absorption des médicaments.

Pétréoline à l'huile de Cade.

Huile de cade . . . . 10 grammes.
Pétréoline rouge. . . . . 20 —

Mêlez à chaud et coulez dans un pot ; par refroidissement on obtient une pommade bien homogène et suffisamment ferme.

Il en est de même avec la créosote et l'huile de croton ; 10 gr. sur 20 d'excipient constituent d'excellentes promenades.

Pétréoline phéniquée.

Pétréoline jaune . . . . 100 grammes.
Acide phénique. . . . . 5 —
Alcool . . . . 4 —

Mettez l'acide et l'alcool dans un mortier; ramollissez la pétréoline et additionnez-la par partie. On obtient une pommade qui ne se sépare jamais.

Cette pommade a été employée dans les pansements; certains chirurgiens anglais et américains la préfèrent à l'eau phéniquée dont elle a tous les avantages sans les inconvénients.

Pétréoline à l'acide Borique.

Pétréoline jaune ou blanche. . 100 grammes.
Acide borique. . . . . 10 —
Alcool. . . . . 10 —

Broyez l'acide avec l'alcool dans un mortier ; ajoutez la pétréoline ; faites fondre à une très douce chaleur et triturez jusqu'à complet refroidissement.

On obtient une pommade bien liée qui se conserve sans rancir. Elle a été dans ces derniers temps avantageusement employée dans le pansement des plaies atoniques.

Pétréoline iodoforme.

Iodoforme . . . . 4 grammes.
Pétréoline jaune. . . . . 30 —

Mettez le tout à la chaleur du bain-marie pendant quelques minutes et triturez jusqu'à complet refroidissement.

L'iodoforme est soluble dans la pétréoline à chaud.

Cette pommade se conserve indéfiniment.

Pétréoline au Chloral.

Pétréoline blanche ou jaune . . 30 grammes.
Hydrate de chloral. . . . . 4 —
Eau distillée . . . . 3 —

Faites dissoudre le chloral dans l'eau, ajoutez par partie la pétréoline préalablement fondue et triturez jusqu'à parfait refroidissement.

PÉTRÉOLINES-ONGUENTS

Pétréoline d'Althæa.

Pétréoline de fenugrec . . . . . 800 grammes.
Cire jaune 200   —
Résine jaune 100   —
Térébenthine du Mélège 100   —

Faites liquéfier à une douce chaleur la cire, la résine et la pétréoline de fenugrec ; ajoutez la térébenthine, passez à travers
une toile et remuez l'onguent jusqu'à ce qu'il soit presque entièrement refroidi.

Pétréoline d'Arcæus.

Pétréoline jaune . . . . 300 grammes.
Résine élémi 150   —
Térébenthine du Melze 150   —

Faites liquéfier à une douce chaleur la pétréoline et la résine
élémi ; ajoutez la térébenthine ; passez à travers une toile et
remuez jusqu'à ce que la masse soit presque entièrement refroidie.

Dans cette préparation le suif et l'axonge sont remplacés par
la pétréoline ; on obtient un produit qui se conserve sans
durcir.

Pétréoline Basilicum.

Poix noire . . . . 100 grammes.
Colophane 100   —
Cire jaune 100   —
Pétréoline rouge 400   —

Mettez le tout dans une bassine et faites fondre à une chaleur
modérée.

Une fois ce mélange fondu, passez à travers une toile et
agitez-le de temps en temps jusqu'à refroidissement presque
complet.

Pétréoline digestive simple.

Térébenthine de Venise.	40 grammes.
Jaune d'œuf	20 —
Pétréoline jaune	10 —

' Mêlez la térébenthine et le jaune d'œuf ; ajoutez la pétréoline par partie et triturez vivement.

Pétréoline digestive animée.

Pétréoline digestive simple . .	100 grammes.
Styrax liquide purifié	100 —

Mêlez exactement dans un mortier.

Le styrax comme la résine élémi, la colophane, la poix blanche, la poix résine, se dissolvent à chaud dans la pétréoline.

Pour purifier le styrax on peut le dissoudre à chaud dans la pétréoline et passer dans un linge ; mieux encore traiter le styrax par l'alcool, le passer, faire évaporer le liquide et le mêler à la pétréoline chaude.

Pétréoline digestive mercurielle.

Pétréoline digestive simple . .	100 grammes.
Pétréoline mercurielle	100 —

Mêlez très exactement dans un mortier.

Pétréoline Styrax.

Pétréoline jaune	150 grammes.
Styrax liquide.	100 —
Colophane.	180 —
Résine élémi.	100 —
Cire jaune.	100 —

Faites liquéfier la pétréoline, la colophane, la résine élémi et la cire ; ajoutez le styrax ; laissez chauffer un peu, passez dans un linge et agitez jusqu'à refroidissement presque complet.

EMPLATRES

Pétréoline vésicante (EMPLATRE).

Résine élémi purifiée	100 grammes.
Pétréoline rouge	10 —
— d° — Basilicum	300 —
Cire jaune.	400 —
Cantharides poudre fine	420 —

Faites fondre l'élémi dans la pétréoline, ajoutez la pétréoline basilicum et la cire; lorsque la masse sera fondue, incorporez la poudre de cantharide et agitez.

Divisez en magdaléons ou coulez dans un pot.

Cet emplâtre agit très bien ; il ne durcit pas et se conserve sans moisir.

Pétréoline vésicante (SPARADRAP).

Résine élémi purifiée.	100 grammes.
Pétréoline rouge	40 —
— d° — Basilicum	225 —
Poix résine	100 —
Cire jaune.	375 —
Cantharides poudre fine	420 —

Faites fondre ensemble les cinq premières substances et incorporer les cantharides, laissez quelque temps sur le feu en agitant.

Lorsque la masse emplastique est convenablement refroidie et bien homogène on étend sur des bandes de toile cirée en forme de sparadrap.

DE L'ACTION DE LA PÉTRÉOLINE

SUR LES RÉSINES

ENFLEURAGES RÉSINEUX — TEINTURES RÉSINEUSES INCOLORES

Dans une première comunication, nous avons dejà parlé des enfleurages à la Pétréoline, c'est-à- dire de l'action de ce carbure d'hydrogine sur les fleurs. Nous n'y reviendrons pas aujourd'hui, et nous passerons sans transition aux enfleurages résineux qui intéressent particulièsement la parfumerie et la pharmacie.

La Pétréoline ne s'assimile pas seulement le parfum des fleurs et le principe aromatique des résines, elle s'assimile encore la résine blanche qu'elle dissout en quantité considérable en isolant la partie coloreé qui n'est qu'un produit d'oxydation.

Aujourd'hui, nous pouvons affirmer que c'est la partie colorée des résines, c'est-à-dire la partie oxydée, qui donne aux teintures alcooliques le poisseux et le goût résino-âcre.

Dans le traitement des résines par la Pétréoline, cette dernière est non-seulement réfractaire à toute oxydation, mais encore elle se comporte, si nous pouvons nous exprimer ainsi, avec une antipathie absolue pour les produits oxydés qu'elle isole par son indifférence complète.

Si, par exemple, vous faites un enfleurage au benjoin de Siam qui est presque noir, la Pétréoline, après plusieurs macérations, se sature de résine blanche et du principe aromatique particulier à la résine sans attaquer la partie colorée qui viendrait la teinter et la goudronner,

Après cette première opératiou, si vous reprenez la Pétréoline enfleureé et filtreé par l'alcool bon goût à une température suffisante pour liquéfier la Pétréoline dans l'alcool qui lui sert de véhicule, vous obtenez par agitation tous les principes dissous par enfleurage. Par refroidisement et par simple décantation, vous avec une teinture incolore très aromatique et trèschargeé de résine blanche.

Une cuillerée à café de cette teinture incolore peut produire un verre d'eau virginale des plus agréables.

Si vous édulcorez convenablement cette teinture incolore, vous obtenez une liqueur de table des plus délicates qui rappelle par son goût et son parfum la délicieuse liqueur de prunelle.

Nos expériences répétées sur plusieurs résines nous ont conduit tout naturellement à cette conclusion: que la matière colorante des résines n'est qu'un produit d'oxydation qui donne aux teintures alcooliques le poisseux et le goût résino-âcre; et qu'au moyen des enfleurages à la Pétréoline, on peut obtenir toutes les teintures incolores d'un goût franchement aromatique et sans aucune âcreté.

Nous avons traité par le même procédé le goudron de Norwège; mais, par exception, nous avons obtenu un enfleurage sensiblement coloré par les matières goudronneuses résultant de l'action du feu. Seul le principe résino-âcre a été isolé.

Par le procédé décrit plus haut, on peut donc obtenir des liqueurs concentrées de goudron très-aromatiques, très-résineuses et très-chargées d'acide benzoïque.

La Pétréoline est un réservoir à parfum et à résine que l'on peut remplir et vider à volonté, soit pour les besoins de la parfumerie, soit pour les besoins de la pharmacie.

Elle peut sans s'altérer se prêter à des enfleurages successifs. Il nous semble que cette propriété suffit pour lui réserver une place importante dans l'industrie de la parfumerie et même dans la pharmacie.

Il nous a paru très-intéressant, après les expériences que nous venons d'exposer. d'opérer par synthèse et de reconstituer la résine colorée. C'est ce que nous avons entrepris et réalisé avec un succès inespéré.

Si vous faites réagir quelques gouttes d'acide sulfurique dans un tube à expérience contenant une petite quantite de teinture incolore additionnée d'acide azotique, vous assitez aux phénomènes suivants : après quelques secondes, il se produit une réaction violente avec dégagement de chaleur, et la résine blanche réoxydée vient se déposer avec sa couleur ambrée sur les parois du verre.

Quant à la liqueur alcoolique, elle prend une forte odeur d'éther de coing sous l'influeuce de cette réaction.

Cette expérience répétée avec le goudron de Norwège produit la pomme de reinette.

Nous regrettons de ne pas avoir poussé plus loin nos investigations, mais absorbé par des préocupations commerciales, il ne nous a pas été possible de suivre aussi complètement que nous l'aurions voulu, ces expériences interessantes.

Nous ne doutons pas que des confrerès plus habiles ne s'engagent dans la voie d'expérimentation que nous leur signalons et qu'ils n'y trouvent un sujet d'étude tout nouveau et des plus intéressants au point de vue de la science et de l'industrie.

PARIS. — IMP. V. GOUPY ET JOURDAN, RUE DE RENNES, 71

www.ingramcontent.com/pod-product-compliance
Ingram Content Group UK Ltd.
Pitfield, Milton Keynes, MK11 3LW, UK
UKHW022355120726
13694UKWH00005B/1897